簡明
人體經絡與
常用穴位圖冊

靳士英、靳樸、劉淑婷
————編著————

張彤雲、尹易、王洋、李建永
————繪圖————

前　言

　　出版社邀我們編著一本關於「人體經絡與常用穴位」的圖冊，要求：篇幅、內容少而精，簡潔易懂，文圖相配，使用方便，既能查到十四經所有穴位，又能突顯重點常用穴位。我們創作組深感篇幅雖小，編著難度卻不小，且責任甚大，先後與編輯討論數次，在編著中注意突顯以下特點。

　　1. **圖冊主旨**　普及與提高相結合。對十四經每條經脈的特點及常用穴位取法、主治的闡述，力求做到使醫者能迅速回顧記憶，夯實基礎；使習者能迅速掌握相關知識，做為入門階梯。

　　2. **圖冊插圖**　根據人體解剖結構實際彩繪，更能顯示皮膚及隱現於皮下的肌肉、骨骼背景，具有立體感。圖面淨潔淡雅，便於清楚顯示經絡與穴位。描繪的是成年男性，具有靈氣、活力，既能使經絡穴位清晰，又能得到美的感受。

　　3. **骨度分寸**　早見於《靈樞‧經脈》《素問‧氣穴論篇》，王冰作了詳細注解，是中國針灸家的一大發明。無論人的長幼、身的高矮、體的肥瘦，身體各部位的分寸比例等份都完全相同；但絕對數值各有不同。在指趾末節的指寸，係指「中指同身寸」，即被取穴者的中指中節橈側兩端紋頭之間的距離，0.1 寸即此指寸的1/10。

　　4. **穴位名稱與定位**　個別穴位有重要別名，如水溝又稱人中，懸鐘又稱絕骨，水道左稱胞門、右稱子戶，均在表中注明；國際通用英文略號則在圖中、表中均予以表示。優點能迅速瞭解經穴走向順序起止，易於迅速查記，又有利於與國際接軌。

　　5. **常用穴位的標誌與文字描述**　人身穴位之由少到多有一個發展過程，《內經》載穴約 160 名；至《十四經發揮》已將各有專穴的任督二脈與十二經脈合稱十四經，載穴 354 名；《針灸大成》載穴 359 名；《針灸逢源》載穴 361 名。今中國《國家標準‧經穴部位》規定為 361 名，673 個，因其為數眾多，全部記憶較為困難。一般常用穴位則有限，為便於記憶應用，本圖冊圖中常用穴位以紅點標識，一般穴位則以黑點標識，以示區別。表的部分則只錄常用穴位之穴名與英文略號、取法與主治。常用穴位各人經驗不同，認識不一，本圖冊所載常用穴位大都是安全、易取、效好的肢體穴位。

6. **經驗取穴**　或稱簡便取穴法，它不必根據骨度分寸，而是根據歷代醫家積累下來的經驗，利用身體的姿勢、活動的標誌來取穴，為醫者、習者、患者所喜聞樂見，且易習易記，膾炙人口。本圖冊中，圖的部分插入相應經驗取穴小圖顯示，表的部分則用文字描述。

7. **歌訣、詩賦選錄**　元明以來，中國針灸學家從不同角度撰著了不少朗朗上口的口訣詩賦，如有名的《四總穴歌》《肘後歌》《玉龍歌》《玉龍賦》《標幽賦》《百症賦》《通玄指要賦》等，往往一句話就可以概括某穴的某一主治特點，又易於背誦，易於速記，深受歡迎。本圖冊在常用經穴表中加以選錄，並用粗體字標出，使其醒目。

8. **經脈特點**　均以文字精煉概括，包括體表循行部位、走向、腧穴總數、起止穴名、主治重點，插入十四條經脈圖中，以利讀者掌握其概要。

針灸學是中國醫學偉大寶庫中的奇葩，由於相關部門與針灸學家的努力，世界衛生組織（WHO）的推廣，世界多國的認同，正以一日千里之勢發展著，我們希望這本薄薄的圖冊，能在普及與提高針灸學習、臨床、研究中作一點微薄貢獻。水準所限，不足之處，敬祈指正。

靳士英序於羊城

2014 年 6 月

目　錄

骨度折量寸圖（正面）

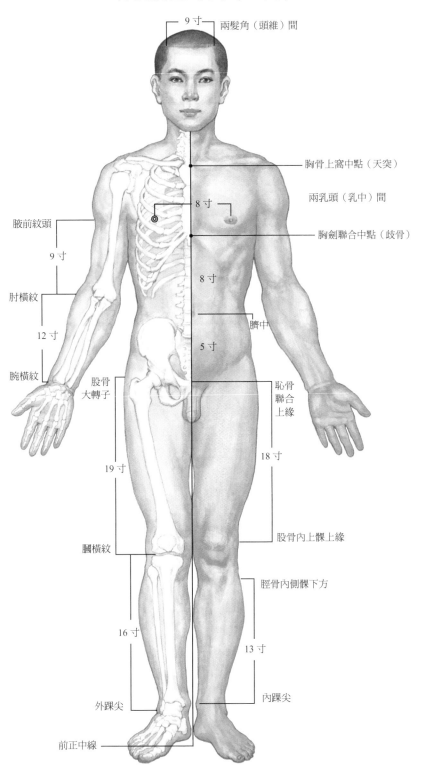

兩髮角（頭維）間 — 9寸

胸骨上窩中點（天突）

兩乳頭（乳中）間 — 8寸

胸劍聯合中點（歧骨）

腋前紋頭

肘橫紋 — 9寸

8寸

臍中

腕橫紋 — 12寸

5寸

股骨
大轉子

恥骨
聯合
上緣

19寸

18寸

股骨內上髁上緣

膕橫紋

脛骨內側髁下方

16寸

13寸

外踝尖

內踝尖

前正中線

骨度折量寸圖（背面）

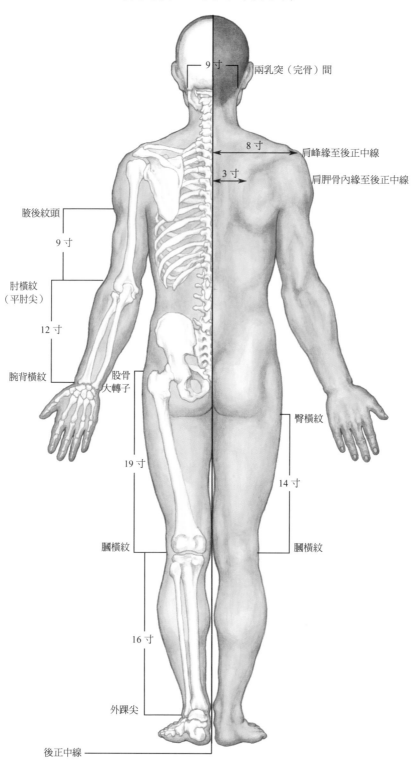

9寸　　兩乳突（完骨）間

8寸　　肩峰緣至後正中線

3寸　　肩胛骨內緣至後正中線

腋後紋頭

9寸

肘橫紋
（平肘尖）

12寸

腕背橫紋

股骨
大轉子

臀橫紋

14寸

19寸

膕橫紋

膕橫紋

16寸

外踝尖

後正中線

手太陰肺經與腧穴圖

手太陰肺經特點

體表循行：前胸部外上方，上肢掌面橈側直至掌及拇指。

走向：由胸走手。

腧穴：左右各 11 穴，始於中府 LU1，止於少商 LU11。

主治重點：咽喉、支氣管、肺及胸部疾病。

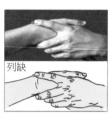

列缺

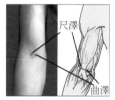

尺澤
曲澤

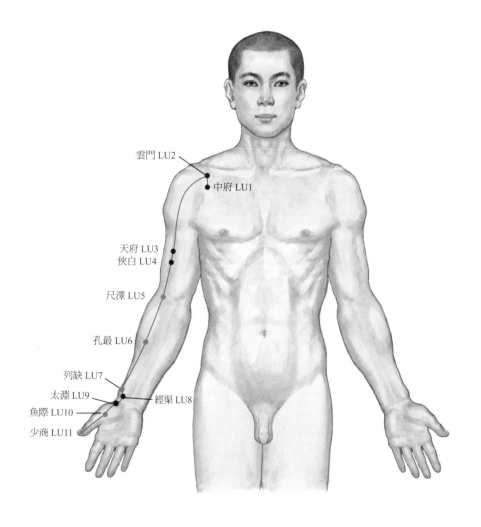

雲門 LU2
中府 LU1

天府 LU3
俠白 LU4

尺澤 LU5

孔最 LU6

列缺 LU7
太淵 LU9
經渠 LU8
魚際 LU10
少商 LU11

手太陰肺經　常用穴位

穴名	取穴	主治
尺澤 LU5	在肘前側，肘橫紋上，肱二頭肌腱橈側緣凹陷中 經驗取穴：微屈肘，肘橫紋中部，肱二頭肌肌腱橈側取尺澤，對側取曲澤	胸脅脹滿，咳嗽，哮喘，咽喉腫痛，鼻出血，咯血；驚風；肘臂攣痛，上肢不遂 《通玄指要賦》：尺澤去肘疼筋緊
孔最 LU6	在前臂前外側，腕掌橫紋上 7 寸，尺澤與太淵連線上	咳嗽，咯血，鼻出血，咽喉腫痛，肺炎；臂痛
列缺 LU7	在前臂橈側，腕掌橫紋上 1.5 寸，拇短伸肌腱與拇長展肌腱之間，拇長展肌溝凹陷中	咳嗽，哮喘；頭痛，項強，齒痛，咽喉腫痛，扁桃體炎，三叉神經痛，面癱；蕁麻疹 《四總穴歌》：頭項尋列缺
魚際 LU10	在手掌第一掌骨橈側中點，赤白肉際處	咳嗽，咯血，咽喉腫痛，肺炎；乳腺炎，精神官能症，失音，肘臂背痛 《百症賦》：喉痛兮，液門魚際去療
少商 LU11	在手指，拇指末節橈側距指甲角 0.1 寸（指寸）處 經驗取穴：少商如韭葉	急性咽喉炎，扁桃體炎，喘咳，鼻衄；中風，中暑，昏迷，發熱；休克，精神病，癔症 《百症賦》：少商曲澤，血虛口渴同施

手陽明大腸經與腧穴圖

注：地倉非大腸經穴，而是胃經穴。

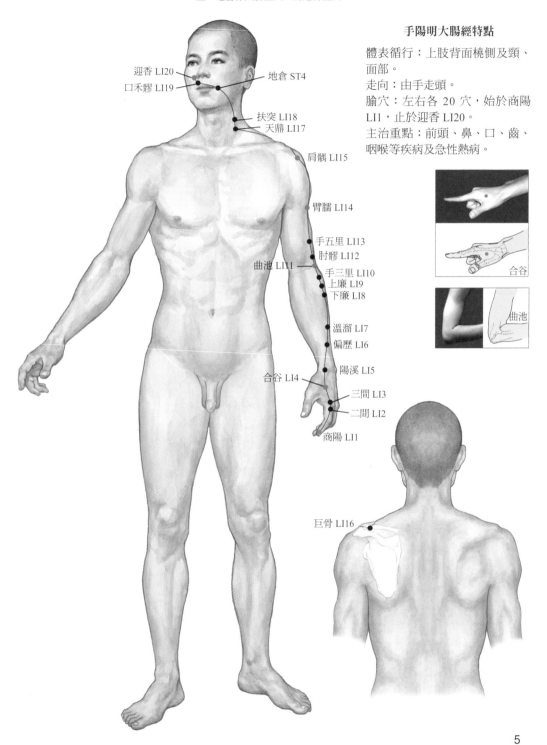

迎香 LI20
口禾髎 LI19
地倉 ST4
扶突 LI18
天鼎 LI17
肩髃 LI15
臂臑 LI14
手五里 LI13
肘髎 LI12
曲池 LI11
手三里 LI10
上廉 LI9
下廉 LI8
溫溜 LI7
偏歷 LI6
陽溪 LI5
合谷 LI4
三間 LI3
二間 LI2
商陽 LI1
巨骨 LI16

手陽明大腸經特點

體表循行：上肢背面橈側及頸、面部。
走向：由手走頭。
腧穴：左右各 20 穴，始於商陽 LI1，止於迎香 LI20。
主治重點：前頭、鼻、口、齒、咽喉等疾病及急性熱病。

合谷

曲池

手陽明大腸經　常用穴位

穴名	取穴	主治
商陽 **LI1**	在手指，食指末節橈側，距指甲角 0.1 寸（指寸）處	咽喉腫痛，口腔炎，牙周炎，齒痛，腮腺炎，高熱、神昏等急症
合谷 **LI4**	在手背，第二掌骨橈側的中點處，立掌半握拳取穴	外感熱病，頭痛，結膜炎，角膜炎，鼻炎，鼻竇炎，鼻衄，牙周炎，齲齒，口腔炎，扁桃體炎，咽喉炎，面癱，三叉神經痛；上肢關節痛，半身不遂，精神官能症，暈動病，癔症性失語，精神病；閉經，滯產；驚風 《四總穴歌》：面口合谷收
曲池 **LI11**	在肘外側，當肘橫紋外側端（尺澤）與肱骨外上髁連線的中點，屈肘取穴	熱病，高血壓；眼耳鼻喉炎症，頜下淋巴結炎，顏面癤腫；臂叢神經痛，肩周炎，肱骨外上髁炎；肘關節炎與勞損；中風偏癱；濕疹等皮膚病，過敏性疾病；月經病 《通玄指要賦》：兩肘之拘攣，仗曲池而平掃
臂臑 **LI14**	在臂外側，曲池上 7 寸，三角肌前緣處	結膜炎，屈光不正，色弱；肩臂痛，頸項強痛，中風偏癱；甲狀腺腫，瘰癧
肩髃 **LI15**	在肩部，肩峰外側緣前端與肱骨大結節兩骨間凹陷處。屈臂外展，肩峰外側緣前後端出現兩個凹陷，前端出現的較深凹陷為本穴，後端較淺的凹陷為肩髎	肩臂痛，頸項強痛，肩周炎，偏癱；蕁麻疹 《玉龍賦》：風濕搏於兩肩，肩髃可療
迎香 **LI20**	在面部，鼻翼外緣中點旁，鼻唇溝中，橫平鼻翼下緣	鼻炎，鼻竇炎，面癱 《通玄指要賦》：鼻窒無聞，迎香可引

足陽明胃經與腧穴圖

注：承漿非胃經穴，而是任脈穴，胃經環唇夾口交於承漿。

足陽明胃經特點

體表循行：頭面、頸、胸腹下肢的前外側面。

走向：由頭走足。

腧穴：左右各 45 穴，始於承泣 ST1，止於厲兌 ST45。

主治重點：胃腸病、血症、神志病、面部疾病、皮膚病及本經循行路線上的疾病。

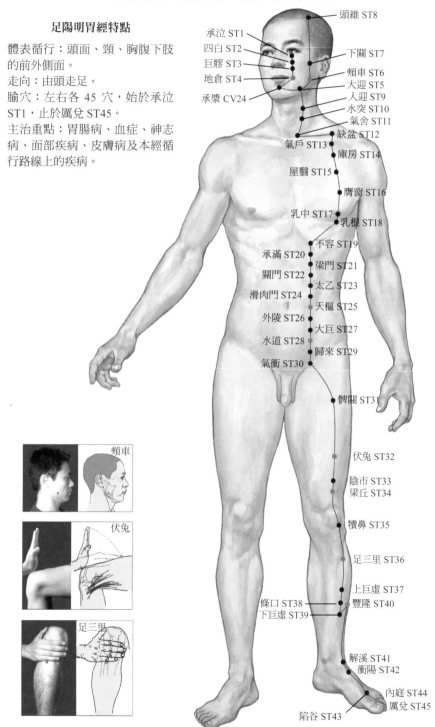

頭維 ST8
承泣 ST1
四白 ST2
巨髎 ST3
地倉 ST4
承漿 CV24
下關 ST7
頰車 ST6
大迎 ST5
人迎 ST9
水突 ST10
氣舍 ST11
缺盆 ST12
氣戶 ST13
庫房 ST14
屋翳 ST15
膺窗 ST16
乳中 ST17
乳根 ST18
不容 ST19
承滿 ST20
梁門 ST21
關門 ST22
太乙 ST23
滑肉門 ST24
天樞 ST25
外陵 ST26
大巨 ST27
水道 ST28
歸來 ST29
氣衝 ST30
髀關 ST31
伏兔 ST32
陰市 ST33
梁丘 ST34
犢鼻 ST35
足三里 ST36
上巨虛 ST37
豐隆 ST40
條口 ST38
下巨虛 ST39
解溪 ST41
衝陽 ST42
內庭 ST44
厲兌 ST45
陷谷 ST43

頰車

伏兔

足三里

7

足陽明胃經　常用穴位

穴名	取穴	主治
地倉 ST4	在面部，口角旁開 0.4 寸（指寸），當口角旁鼻唇溝延長線上，上直對瞳孔	流涎，面肌痙攣，面癱，三叉神經痛，齒痛 《百症賦》：頰車地倉穴，正口喎於片時
頰車 ST6	在面部，下頜角前上方一橫指（中指），當咬牙時咬肌隆起，放鬆時按之有凹陷處	齒痛，頰腫，面癱，三叉神經痛，口腔炎，腮腺炎，下頜關節炎 牙痛時可用指針法
天樞 ST25	在腹中部，臍中旁開 2 寸	腹痛，腹脹，腹瀉，消化不良，便秘；闌尾炎，腸麻痹；月經不調，痛經 《玉龍賦》：天樞理感患脾泄之危 《標幽賦》：虛損天樞而可取
水道 ST28	在下腹部，臍中下 3 寸，前正中線旁開 2 寸 又左稱胞門，右稱子戶	小腹脹滿，尿路感染，腎炎，水腫，尿瀦留，膀胱炎，腹水；月經不調，痛經，不孕，難產，帶下
伏兔 ST32	在股前外側，髕底上 6 寸，當髂前上棘與髕底外側端的連線上 經驗取穴：以掌後橫紋正中，壓在髕骨上緣，手指併攏壓在患者大腿上，中指尖指處是穴，或令患者用力伸腿，大腿前下方肌肉最高處	腰腿痛，下肢麻木，癱瘓，腳氣；蕁麻疹

穴名	取穴	主治
梁丘 ST34	在股前外側，髕底上 2 寸，股外側肌與股直肌外側緣之間，陰市下 1 寸處	膝關節痛，腿膝風濕痺痛；胃痛，腹瀉；乳腺炎
足三里 ST36	在小腿前側，當犢鼻下 3 寸，脛骨前緣外一橫指處 經驗取穴：屈膝，用本人手掌按膝蓋，當中指指頭盡處取穴，或取膝下四橫指處	胃痛，胃脹，腹瀉，嘔吐，便秘，消化不良，胃酸缺乏等消化系統疾病；頭暈，耳鳴，心悸，氣短，癲癇，精神病等神經系統疾病；高血壓，中風等心腦血管病；月經不調，痛經，不孕，產後血暈，乳汁不足，乳腺炎等婦科疾病；腳氣，水腫，脛膝痺痛，下肢癱瘓等。又為強壯穴 《四總穴歌》：肚腹三里留
豐隆 ST40	在小腿前外側，當外踝尖上 8 寸，脛骨前肌外緣，條口外側，距脛骨前緣二橫指（中指）處	咳嗽，哮喘，痰多，咽喉腫痛；頭痛，眩暈，癲癇，精神病，癔症；小腿痠痛，麻木，下肢癱瘓；腹脹，便秘，腹瀉 《玉龍賦》：豐隆肺俞，痰嗽稱奇
內庭 ST44	在足背，第二、三趾間，趾蹼緣後方赤白肉際處	腹痛，腹脹，便秘，腹瀉；牙痛，面癱，鼻衄，咽喉腫痛；熱病；足背腫痛 《通玄指要賦》：腹而脹，奪內庭以休遲
厲兌 ST45	在足第二趾末外側，距趾甲角 0.1 寸（指寸）處	面腫，面癱，齒痛，鼻衄，咽喉腫痛；胸腹脹滿；熱病，神昏；精神病

足太陰脾經與腧穴圖

注：大包穴在腋中線，第七肋間，抬臂才能看到。

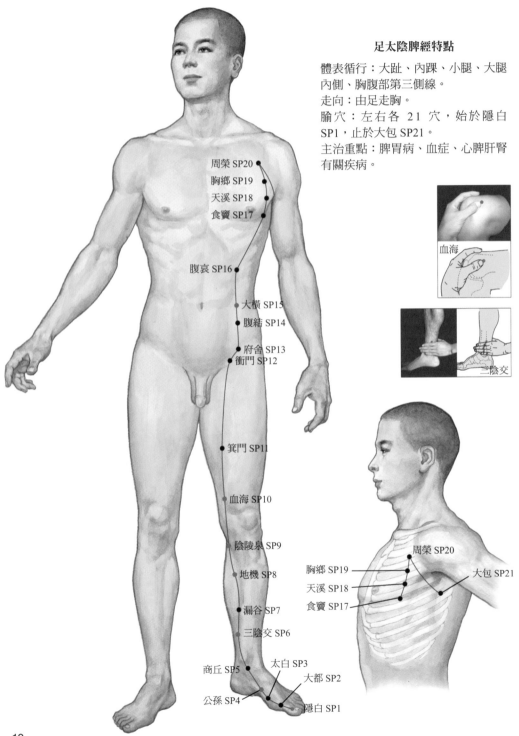

足太陰脾經特點

體表循行：大趾、內踝、小腿、大腿
內側、胸腹部第三側線。

走向：由足走胸。

腧穴：左右各 21 穴，始於隱白
SP1，止於大包 SP21。

主治重點：脾胃病、血症、心脾肝腎
有關疾病。

血海

三陰交

周榮 SP20
胸鄉 SP19
天溪 SP18
食竇 SP17
腹哀 SP16
大橫 SP15
腹結 SP14
府舍 SP13
衝門 SP12
箕門 SP11
血海 SP10
陰陵泉 SP9
地機 SP8
漏谷 SP7
三陰交 SP6
商丘 SP5
太白 SP3
大都 SP2
公孫 SP4
隱白 SP1

周榮 SP20
胸鄉 SP19
天溪 SP18
食竇 SP17
大包 SP21

足太陰脾經　常用穴位

穴名	取穴	主治
隱白 SP1	在足大趾末節內側，距趾甲角 0.1 寸（指寸）處	腹脹，腹痛，便血；月經過多，崩漏；驚風，精神病，癔症，失眠多夢，昏厥
公孫 SP4	在足內側緣，當第一蹠骨底部前下方赤白肉際處	胃痛，腹脹，腹痛，消化不良，嘔吐，便血，痔瘡，痢疾；脅痛，神經衰弱，精神病；熱病；腳氣 《標幽賦》：脾冷胃痛，瀉公孫而立愈
三陰交 SP6	在小腿內側，內踝尖上 3 寸、脛骨內側緣後方處 經驗取穴：內踝尖上四橫指	脾胃虛弱，腸鳴腹脹，消化不良，腹瀉；月經不調，崩漏，帶下，閉經，子宮脫垂；難產，產後血暈，惡露不行；遺精，陽痿，陰莖中痛，水腫，小便不利，遺尿；膝腿痹痛，腳氣；濕疹，蕁麻疹，神經性皮炎；高血壓，失眠 《通玄指要賦》：文伯瀉死胎於三陰
地機 SP8	在小腿內側，陰陵泉下 3 寸，當內踝尖與陰陵泉的連線上	腹痛，腹脹，腹瀉，消化不良，食欲不振，痢疾；月經不調，癥瘕，遺精，腰痛，小便不利，水腫
陰陵泉 SP9	在小腿內側，脛骨內側髁下緣後下方凹陷處	腹痛，腹脹，腹瀉，黃疸；水腫，小便不利，遺尿，遺精，月經不調 《通玄指要賦》：陰陵開通於水道
血海 SP10	在大腿前內側，髕底內側端上 2 寸，當股四頭肌內側頭隆起處，屈膝取之 經驗取穴：醫者以對側手掌按患者髕骨上緣，二至五指向上直伸，拇指斜放約 45°，拇指尖指處是穴	月經不調，痛經，崩漏；蕁麻疹，濕疹，皮膚瘙癢，丹毒；尿路感染；大腿內側痛 《靈光賦》：氣海血海療五淋
大橫 SP15	在腹中部，臍中旁開 4 寸處	繞臍腹痛，腹脹，腹瀉，便秘，痢疾，腸寄生蟲病，腸麻痹；癔症

手少陰心經與腧穴圖

手少陰心經特點

體表循行：腋下，上肢掌面的尺側緣，
小指橈側端。

走向：由胸走手。

腧穴：左右各 9 穴，始於極泉 HT1，止
於少衝 HT9。

主治重點：神志病、血症、心胸痛、手
臂痛、皮膚病。

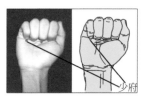

少府

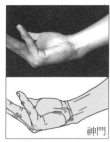

神門

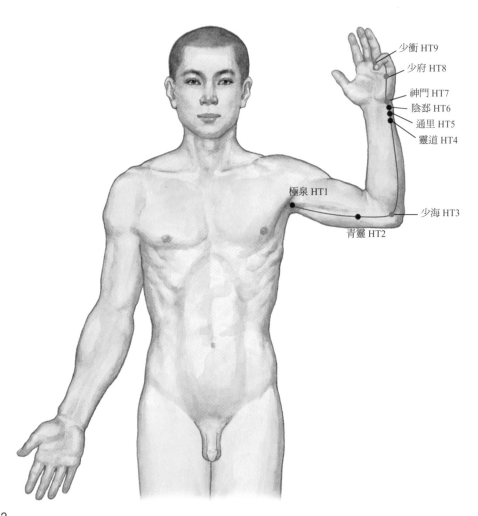

少衝 HT9
少府 HT8
神門 HT7
陰郄 HT6
通里 HT5
靈道 HT4

極泉 HT1

少海 HT3

青靈 HT2

手少陰心經　常用穴位

穴名	取穴	主治
少海 **HT3**	在肘橫紋內側端，與肱骨內上髁連線的中點處，屈肘取之	頭痛，眩暈，健忘，手顫；癲癇，癔症，精神病；尺神經痛或麻痺；肩周炎 《百症賦》：兩臂頑麻，少海就傍於三里
神門 **HT7**	在腕部，腕掌橫紋尺側端，尺側腕屈肌腱的橈側凹陷處	心痛，心悸；神經衰弱，精神病，癔症 《玉龍賦》：神門治呆癡笑咷
少府 **HT8**	在手掌，第四、五掌骨間，握拳時小指尖所指處	心痛，心悸，胸痛；神經衰弱 《肘後歌》：心胸有病少府瀉
少衝 **HT9**	在小指末節橈側，距指甲角0.1寸（指寸）處	熱病，中風神昏，中暑，驚風抽搐；心悸，心痛，胸痛；癔症 《玉龍賦》：心虛熱壅，少衝明於濟奪

手太陽小腸經與腧穴圖

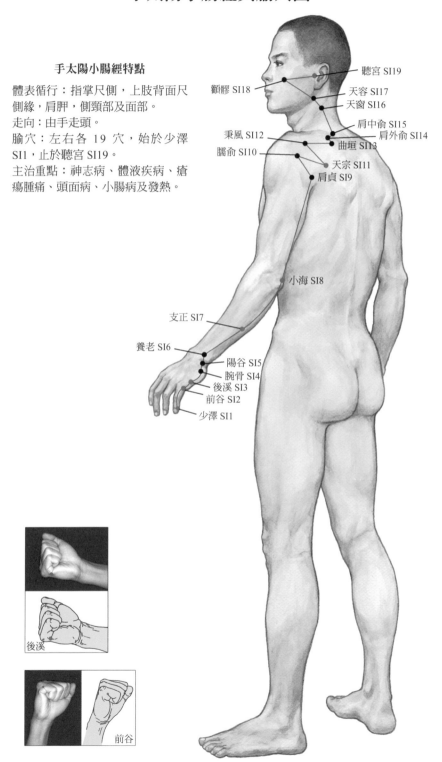

手太陽小腸經特點

體表循行：指掌尺側，上肢背面尺側緣，肩胛，側頸部及面部。

走向：由手走頭。

腧穴：左右各 19 穴，始於少澤SI1，止於聽宮 SI19。

主治重點：神志病、體液疾病、瘡瘍腫痛、頭面病、小腸病及發熱。

顴髎 SI18
聽宮 SI19
天容 SI17
天窗 SI16
肩中俞 SI15
秉風 SI12
肩外俞 SI14
曲垣 SI13
臑俞 SI10
天宗 SI11
肩貞 SI9
小海 SI8
支正 SI7
養老 SI6
陽谷 SI5
腕骨 SI4
後溪 SI3
前谷 SI2
少澤 SI1

後溪

前谷

手太陽小腸經　常用穴位

穴名	取穴	主治
少澤 SI1	在小指末節尺側，距指甲角0.5寸（指寸）處	熱病，中風昏迷；乳汁不足，乳腺炎；頭痛，目赤，翳狀胬肉，耳聾，耳鳴；肩臂外後側痛
前谷 SI2	在手掌尺側，微握拳，當小指末節（第五指掌關節）前的指掌橫紋頭的赤白肉際處，立掌微握拳取之	熱病；目翳，目赤腫痛，鼻塞，咽喉腫痛；乳汁不足；肘臂痛
後溪 SI3	在手掌尺側，微握拳，當小指末節（第五掌指關節）後的遠側掌橫紋頭赤白肉際處	頭項強痛，落枕，頸椎病；眼痛，目翳，耳聾，耳鳴；癲癇，精神病，癔症；肋間神經痛，熱病，瘧疾；腰背痛，肩臂痛 《通玄指要賦》：頭項痛，擬後溪以安然；癇發癲狂兮，憑後溪而療理
支正 SI7	在前臂背面尺側，當陽谷與小海的連線上，腕背橫紋上5寸	頭痛，目眩，頷腫；梅尼爾氏症；神經衰弱，精神病；肘臂攣痛
小海 SI8	在肘內側，當尺骨鷹嘴與肱骨內上髁之間凹陷處	耳聾，耳鳴，頭痛，眩暈，齦炎，頷腫；癲癇，精神病，手震顫；上肢癱瘓；頸項臂痛
天宗 SI11	在肩胛部，當岡下窩中央凹陷處，與第四胸椎棘突相平	肩胛痛，肩臂痠痛無力
聽宮 SI19	在面部耳屏前，下頜骨髁狀突的後方，張口呈現凹陷處 經驗取穴：耳屏前中部，張口凹陷處取之	耳聾，耳鳴，中耳炎，頭痛，齒痛，下頜關節功能紊亂症

足太陽膀胱經與腧穴圖

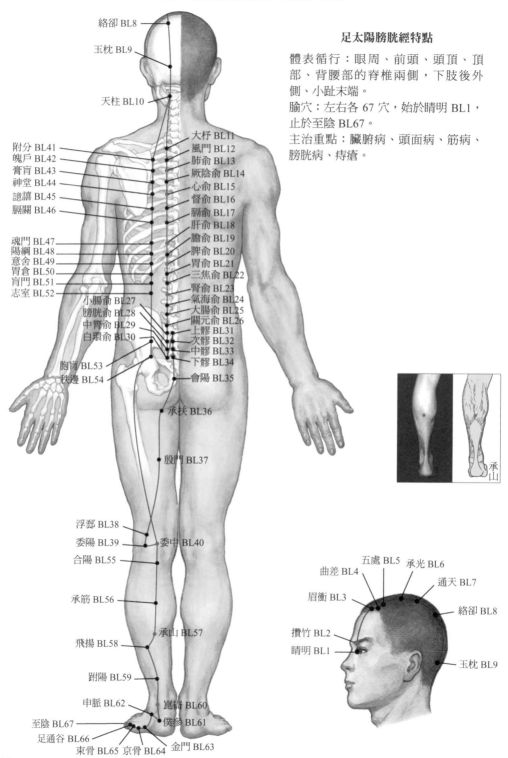

絡卻 BL8
玉枕 BL9
天柱 BL10

附分 BL41
魄戶 BL42
膏肓 BL43
神堂 BL44
譩譆 BL45
膈關 BL46

魂門 BL47
陽綱 BL48
意舍 BL49
胃倉 BL50
肓門 BL51
志室 BL52

小腸俞 BL27
膀胱俞 BL28
中膂俞 BL29
白環俞 BL30

胞肓 BL53
秩邊 BL54

大杼 BL11
風門 BL12
肺俞 BL13
厥陰俞 BL14
心俞 BL15
督俞 BL16
膈俞 BL17
肝俞 BL18
膽俞 BL19
脾俞 BL20
胃俞 BL21
三焦俞 BL22
腎俞 BL23
氣海俞 BL24
大腸俞 BL25
關元俞 BL26
上髎 BL31
次髎 BL32
中髎 BL33
下髎 BL34
會陽 BL35

承扶 BL36

殷門 BL37

浮郄 BL38
委陽 BL39
委中 BL40
合陽 BL55
承筋 BL56
承山 BL57
飛揚 BL58
跗陽 BL59

申脈 BL62
崑崙 BL60
僕參 BL61
至陰 BL67
足通谷 BL66
束骨 BL65　京骨 BL64　金門 BL63

足太陽膀胱經特點

體表循行：眼周、前頭、頭頂、頂部、背腰部的脊椎兩側，下肢後外側、小趾末端。

腧穴：左右各 67 穴，始於睛明 BL1，止於至陰 BL67。

主治重點：臟腑病、頭面病、筋病、膀胱病、痔瘡。

承山

五處 BL5
承光 BL6
曲差 BL4
通天 BL7
眉衝 BL3
絡卻 BL8
攢竹 BL2
睛明 BL1
玉枕 BL9

足太陽膀胱經　常用穴位

穴名	取穴	主治
攢竹 BL2	在面部，眉頭凹陷中，眶上切跡處	頭痛，流淚，目赤腫痛，眼瞼痙攣，角膜翳，視網膜炎，視神經萎縮，青光眼；面癱 《通玄指要賦》：腦昏目赤，瀉攢竹以便宜
肺俞 BL13	在背部，第三胸椎棘突下，後正中線旁開 1.5 寸	感冒，咳喘，肺系病；蕁麻疹，瘙癢症
心俞 BL15	在背部，第五胸椎棘突下，後正中線旁開 1.5 寸處	心痛，心悸，心律不整；神經衰弱，癲癇，精神病，癔症，失眠，健忘；咳喘，胸背痛 《玉龍賦》：心俞腎俞，治腰腎虛乏之夢遺
肝俞 BL18	在背部，第九胸椎棘突下，後正中線旁開 1.5 寸處	肝膽疾病，胃病；神經衰弱，胸脅痛；貧血；眼病 《玉龍賦》：目昏血溢，肝俞辨其實虛
脾俞 BL20	在背部，第十一胸椎棘突下，後正中線旁開 1.5 寸處	腹脹，腹痛，腹瀉，嘔吐，消化不良，胃炎，胃十二指腸潰瘍，肝炎，腸炎，痢疾；慢性出血性疾病，功能性子宮出血，月經過多；水腫
腎俞 BL23	在腰部，第二腰椎棘突下，後正中線旁開 1.5 寸處	遺精，早洩，陽痿，遺尿，小便不利；月經不調，痛經，盆腔炎；腎炎水腫；腰膝痠軟，頭昏目眩，耳鳴耳聾，諸虛百損。又為強壯穴

穴名	取穴	主治
委中 BL40	在膕橫紋中點處	腰背痛，膝關節痛，坐骨神經痛；腹痛腹瀉，嘔吐 《四總穴歌》：腰背委中求
承山 BL57	在小腿後面正中，委中與崑崙之間 經驗取穴：伸直小腿，或提起足跟，腓腸肌肌腹下交角凹陷中，即腓腸肌內外側頭分開呈「人字」形溝處	腰背痛；小腿痛，腓腸肌痙攣，下肢麻痹，癱瘓；脫肛，痔瘡 《通玄指要賦》：筋轉而痛，瀉承山而在早 《靈光賦》：承山筋轉並久痔
崑崙 BL60	在足部外踝後方，外踝尖與跟腱間的凹陷處	頭痛，項強，眩暈；腰背痛，坐骨神經痛，足跟痛，下肢癱瘓；癲癇；鼻衄；瘧疾 《通玄指要賦》：大抵腳腕痛，崑崙解愈 《靈光賦》：住喘腳痛崑崙愈
至陰 BL67	在足小趾末節外側，距指甲角 0.1 寸（指寸）處	胎位不正，胎衣不下，難產；遺精，尿瀦留；頭痛，眩暈，目痛 《肘後歌》：頭面之疾針至陰

足少陰腎經與腧穴圖

足少陰腎經特點

體表循行：足心，內踝後下肢內後側緣，腹及胸前側部，緊鄰前正中線。

走向：由足走胸。

腧穴：左右各 27 穴，始於湧泉 KI1，止於俞府 KI27。

主治重點：泌尿、生殖、內分泌系統疾病，咽喉、胸、腰部疾病。

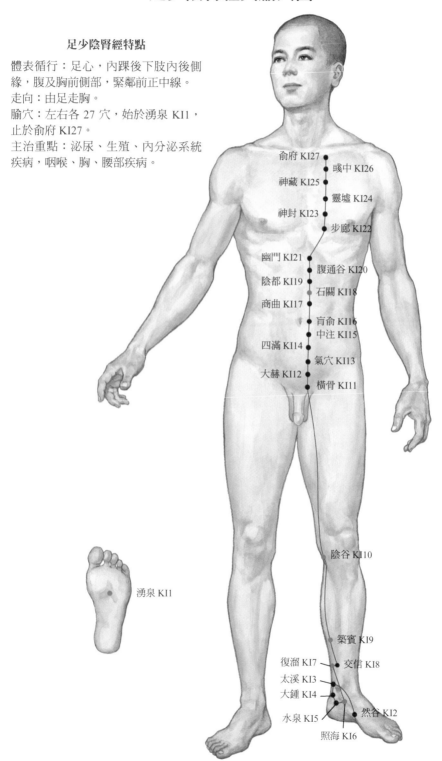

俞府 KI27
彧中 KI26
神藏 KI25
靈墟 KI24
神封 KI23
步廊 KI22
幽門 KI21
腹通谷 KI20
陰都 KI19
石關 KI18
商曲 KI17
肓俞 KI16
中注 KI15
四滿 KI14
氣穴 KI13
大赫 KI12
橫骨 KI11
陰谷 KI10
湧泉 KI1
築賓 KI9
復溜 KI7
交信 KI8
太溪 KI3
大鍾 KI4
然谷 KI2
水泉 KI5
照海 KI6

足少陰腎經　常用穴位

穴名	取穴	主治
湧泉 KI1	在足底部，卷足屈趾時，足心最凹陷處，約當第二、三趾蹼緣與足跟中點連線的前 1/3 與後 2/3 交點處	頭頂痛，眩暈；驚風抽搐，癲癇；高血壓，休克；咽喉痛，足心熱；癔症 《肘後歌》：頂心頭痛眼不開，湧泉下針定安泰 《靈光賦》：男蠱女孕兩病瘥
照海 KI6	在足內側，內踝尖下 1 寸，內踝下緣邊際凹陷中	月經不調，痛經，陰癢，子宮脫垂；尿路感染，小便不利；失眠，癲癇；慢性咽炎；便秘
復溜 KI7	在小腿後內側，太溪直上 2 寸，跟腱的前緣處	水腫腹脹，腹瀉；自汗，盜汗，熱病無汗；遺精，早洩；糖尿病；腰脊痛 《百症賦》：復溜祛舌乾口燥之悲
築賓 KI9	在小腿內側，當太溪與陰谷的連線上，太溪上 5 寸處	癲癇，精神病；疝痛；足膝痛
陰谷 KI10	在膕窩內側，屈膝取之，在半膜肌肌腱與半腱肌肌腱之間	月經不調，崩漏，白帶，陰道炎；尿路感染，遺精，陽痿，陰囊濕疹；癲癇，精神病
石關 KI18	在上腹部，當臍中上 3 寸，前正中線旁開 0.5 寸處	呃逆，嘔吐，腹痛，腹瀉，便秘；產後腹痛，不孕症

手厥陰心包經與腧穴圖

注：小圖中之少府為心經穴，示少府與勞宮之關係。

手厥陰心包經特點

體表循行：乳頭外側、上肢掌側中間、中指末端。
走向：由胸走手。
腧穴：左右各 9 穴，始於天池 PC1，止於中衝 PC9
主治重點：心病、神志病、胃病、胸部疾病。

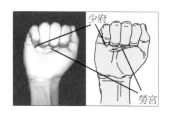

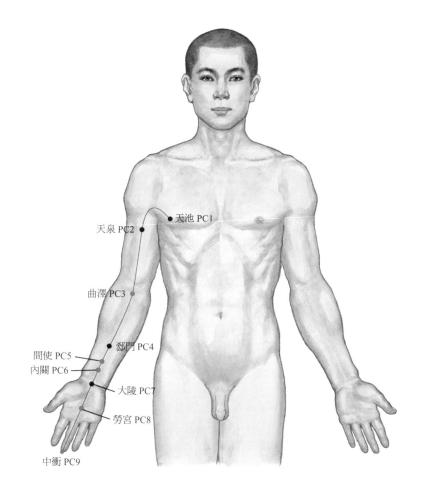

手厥陰心包經　常用穴位

穴名	取穴	主治
曲澤 PC3	在肘橫紋中，當肱二頭肌肌腱的尺側緣	心悸，心痛，善驚；胃痛，嘔吐，嘔血；暑熱病煩躁；肘臂攣痛，手震顫 《百症賦》：少商曲澤，血虛口渴同施
間使 PC5	在前臂掌側，當曲澤與大陵連線上，腕橫紋上 3 寸，掌長肌腱與橈側腕屈肌腱之間	心悸，心痛，心煩；胃痛，嘔吐；癲癇，精神病；手臂痛；瘧疾 《玉龍賦》：間使剿瘧疾 《靈光賦》：水溝間使治邪癲
內關 PC6	在前臂掌側，當曲澤與大陵連線上，腕橫紋上 2 寸，掌長肌腱與橈側腕屈肌腱之間	心悸，怔忡，心痛，心動過速或過緩，心肌炎；神經衰弱；精神病，小兒驚風；呃逆，噁心，嘔吐，胃痛；喘咳；癔症 《標幽賦》：胸滿腹痛刺內關
勞宮 PC8	在手掌心，第二、三掌骨間，偏於第三掌骨 經驗取穴：握拳屈指時，中指尖指處是穴	鼻衄，口舌生瘡，口臭；咯血，心痛；發熱，中風昏迷；癲癇，精神病；手震顫 《通玄指要賦》：勞宮退胃翻心痛亦何疑
中衝 PC9	在手中指末節尖端中央	中風，中暑，虛脫，休克，昏迷，熱病，小兒驚風等急症；心痛，心煩；小兒夜啼，口舌生瘡；癔症

手少陽三焦經與腧穴圖

手少陽三焦經特點

體表循行：環指尺側、手背、上肢外側面中間，肩頸部、耳廓前後緣之下頭皮、眉梢。

走向：由手走頭。

腧穴：左右各 23 穴，始於關衝 TE1，止於絲竹空 TE23。

主治重點：頭、耳、眼、咽喉部疾病，熱病。

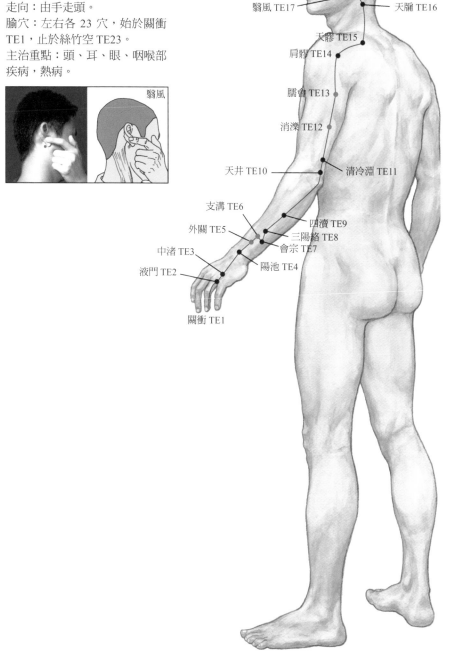

翳風

耳和髎 TE22
絲竹空 TE23
角孫 TE20
顱息 TE19
耳門 TE21
瘈脈 TE18
翳風 TE17
天牖 TE16
天髎 TE15
肩髎 TE14
臑會 TE13
消濼 TE12
天井 TE10
清冷淵 TE11
支溝 TE6
四瀆 TE9
外關 TE5
三陽絡 TE8
會宗 TE7
中渚 TE3
陽池 TE4
液門 TE2
關衝 TE1

手少陽三焦經　常用穴位

穴名	取穴	主治
關衝 **TE1**	在環指末節尺側，距指甲角0.1寸（指寸）處	熱病，中暑；頭痛，目赤，耳聾，耳鳴，咽喉腫痛；心煩；手臂痛 《玉龍賦》：壅熱盛乎三焦，關衝最宜
外關 **TE5**	在前臂背側，當陽池與肘尖的連線上，腕背橫紋上2寸，尺、橈骨之間 與內關相對，常用於透刺	熱病，肺炎，腮腺炎；頭痛，目赤，耳鳴，耳聾；項強；肘、臂、腕、指痛，上肢麻痹、癱瘓 《玉龍賦》：肚痛秘結，大陵合外關於支溝
支溝 **TE6**	在前臂背側，當陽池與肘尖的連線上，腕背橫紋上3寸，尺、橈骨之間	熱病；耳聾，耳鳴，聲嘶，失音；便秘；脅肋痛，肩臂痛 《玉龍賦》：照海支溝，通大便之秘
消濼 **TE12**	在臂外側，當清冷淵與臑會連線的中點處，清冷淵上3寸	頭痛，齒痛；項強；肩臂痛
臑會 **TE13**	在臂外側，當肘尖與肩髎的連線上，肩髎（肩峰角）下3寸，三角肌的後下緣	臂痛，肩周炎；瘰癧
翳風 **TE17**	在耳垂後方，當乳突與下頜角之間凹陷處 經驗取穴：折起耳垂，在耳垂後下方頭部凹陷處	耳聾，耳鳴，聾啞，面癱，腮腺炎；齒痛，下頜關節功能紊亂症；暴瘖不能言；頸部瘰癧 《玉龍歌》：耳聾氣閉痛難言，須刺翳風穴始痊，亦治項上生瘰癧，下針瀉動即安然
耳門 **TE21**	在面部，當耳屏上切跡的前方，與下頜骨髁狀突起之間凹陷中，張口取之	耳聾，耳鳴，聾啞，耳癤，中耳炎；齒痛，頸頜痛 《百症賦》：耳門絲竹空，住牙疼於頃刻

足少陽膽經與腧穴圖

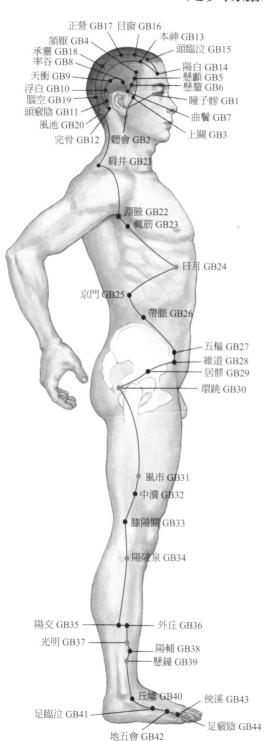

正營 GB17　目窗 GB16
頷厭 GB4　　　　本神 GB13
承靈 GB18　　　　頭臨泣 GB15
率谷 GB8　　　　　陽白 GB14
天衝 GB9　　　　　懸顱 GB5
浮白 GB10　　　　懸釐 GB6
腦空 GB19　　　　瞳子髎 GB1
頭竅陰 GB11　　　曲鬢 GB7
風池 GB20　　　　上關 GB3
完骨 GB12　　聽會 GB2
肩井 GB21

淵腋 GB22
輒筋 GB23

日月 GB24

京門 GB25
帶脈 GB26

五樞 GB27
維道 GB28
居髎 GB29
環跳 GB30

風市 GB31
中瀆 GB32
膝陽關 GB33
陽陵泉 GB34

陽交 GB35　　外丘 GB36
光明 GB37
　　　　　　陽輔 GB38
　　　　　　懸鐘 GB39

丘墟 GB40　　俠溪 GB43
足臨泣 GB41
地五會 GB42　　足竅陰 GB44

足少陽膽經特點

體表循行：目外側、顳部、耳後、肩部、脅肋、下肢外側，足第四趾外側。

走向：由頭走足。

腧穴：左右各 44 穴，始於瞳子髎 GB1，止於足竅陰 GB44。

主治重點：側頭、眼、耳、側胸部疾病，肝膽疾病、熱病。

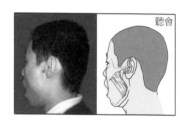

聽會

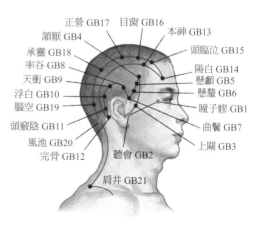

正營 GB17　　目窗 GB16
頷厭 GB4　　　　　本神 GB13
承靈 GB18　　　　　頭臨泣 GB15
率谷 GB8　　　　　陽白 GB14
天衝 GB9　　　　　懸顱 GB5
浮白 GB10　　　　　懸釐 GB6
腦空 GB19　　　　　瞳子髎 GB1
頭竅陰 GB11　　　　曲鬢 GB7
風池 GB20　　　　　上關 GB3
完骨 GB12　　聽會 GB2
肩井 GB21

足少陽膽經　常用穴位

穴名	取穴	主治
瞳子髎 GB1	在面部，目外眥旁 0.5 寸，當眶外側緣處	頭痛，各種眼痛，面癱，三叉神經痛
聽會 GB2	在面部，當耳屏間切跡的前方，下頜骨髁狀突起的後緣之間凹陷處 經驗取穴：耳屏切跡前下，張口耳前有凹陷處取之	耳聾，耳鳴，聾啞，中耳炎；齒痛，下頜關節功能紊亂症，面癱 《玉龍賦》：耳聾腮腫，聽會偏高
風池 GB20	在項部，當枕骨之下，與風府相平，胸鎖乳突肌上端與斜方肌上端之間的凹陷處	感冒，頭痛，項強，眩暈，中風，高血壓；鼻炎，鼻竇炎；結膜炎，電光性眼炎，屈光不正，青光眼，視神經炎，視神經萎縮；神經衰弱，癲癇，精神病 《通玄指要賦》：頭風目眩，要覓於風池
日月 GB24	在胸部，當乳頭直下，第七肋間，前正中線旁開 4 寸處 淺刺，不可過深，避免損傷肺臟	黃疸，胸脅痛，肝膽疾病，呃逆，嘔吐，吞酸，胃痛，腹脹
環跳 GB30	在股骨外側部，側臥屈股，當股骨大轉子最突點與骶管裂孔連線的外 1/3 與內 2/3 交點處，側臥屈髖屈膝取之	腰腿痛，髖關節炎，坐骨神經痛；下肢癱瘓，半身不遂 《席弘賦》：冷風冷痺疾難愈，環跳腰俞針與燒 《標幽賦》：中風環跳而宜刺

穴名	取穴	主治
風市 GB31	在大腿外側部中線上，膕橫紋上 7 寸 經驗取穴：直立垂手，中指尖指處是穴	下肢痛，下肢癱瘓，腳氣；瘙癢症
陽陵泉 GB34	在小腿外側，腓骨頭前下方凹陷處	膝痛，下肢麻痹，腳氣；胸脅痛；黃疸，小兒驚風
光明 GB37	在小腿外側，外踝尖上 5 寸，腓骨前緣	夜盲，屈光不正，白內障；偏頭痛；小腿痛，腓腸肌痙攣；乳癰；癲癇，精神病 《標幽賦》：眼癢眼疼瀉光明與地五
懸鐘 （絕骨） GB39	在小腿外側，外踝尖上 3 寸，腓骨前緣	足膝痠痛，麻木，下肢癱瘓；頭痛，脅痛，落枕，頸椎病 《席弘賦》：腳痛膝腫，針三里懸鐘二陵三陰交
足竅陰 GB44	在足第四趾末節外側，距趾甲角 0.1 寸（指寸）處	頭痛，目眩，目赤腫痛，耳聾，耳鳴，咽喉腫痛；胸脅痛；足腫痛；哮喘

足厥陰肝經與腧穴圖

足厥陰肝經特點

體表循行：足拇趾外側、足跗內側，下肢內側前中線，腹部、下胸部側面。

走向：由足走胸。

腧穴：左右各 14 穴，始於大敦 LR1，止於期門 LR14。

主治重點：肝膽病、泌尿生殖系統疾病、頭目病。

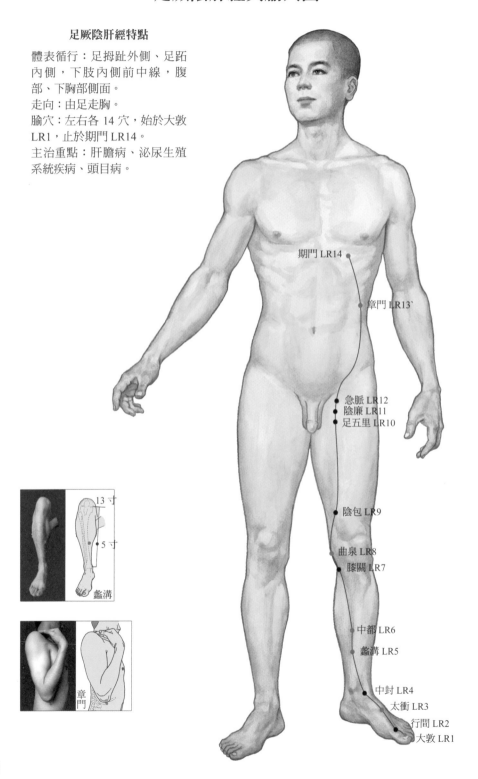

期門 LR14

章門 LR13`

急脈 LR12
陰廉 LR11
足五里 LR10

陰包 LR9

曲泉 LR8
膝關 LR7

中都 LR6

蠡溝 LR5

中封 LR4
太衝 LR3
行間 LR2
大敦 LR1

13 寸

5 寸

蠡溝

章門

足厥陰肝經　常用穴位

穴名	取穴	主治
大敦 LR1	在足大趾末節外側，距趾甲角 0.1 寸（指寸）處	月經不調，痛經，閉經，崩漏，子宮脫垂；尿路感染，尿閉，睪丸炎；中風，暈厥，癲癇 《通玄指要賦》：大敦去七疝之偏墜
太衝 LR3	在足背部，第一、二蹠骨間，蹠骨底結合部前方凹陷中，當趾蹼緣上方紋頭處，有足脈搏動處，針刺時宜避開動脈	月經不調，痛經，崩漏，帶下，滯產，乳腺炎，子宮垂脫；遺精，遺尿，癃閉，五淋，陰中痛；腹瀉，下痢，黃疸，肝炎；胸脅痛，膝踝痛，頭痛，眩暈；眼病，耳聾，耳鳴，面癱，咽喉腫痛；小兒驚風；癲癇，精神病；高血壓；疝氣 《標幽賦》：心脹咽痛，針太衝而必除
蠡溝 LR5	在小腿內側，內踝尖上 5 寸，脛骨內側面的中央 經驗取穴：醫者用手托起小腿腿肚，脛骨內側面中央凹陷處	月經不調，帶下，子宮脫垂，陰癢；疝氣，睪丸炎，膀胱炎；下肢痛
中都 LR6	在小腿內側，內踝尖上 7 寸，脛骨內側面的中央	腹痛，腹瀉；崩漏；疝痛，下肢痛
曲泉 LR8	在膝內側，屈膝，膕橫紋內側端，半腱肌與半膜肌止端前緣凹陷中取之	月經不調，痛經，子宮脫垂，陰癢；遺精，陽痿，癃閉，腎炎，前列腺炎，前列腺增生症；高血壓；膝關節痛

穴名	取穴	主治
章門 LR13	在側腹部，第十一肋游離端下方 經驗取穴：屈臂向前，指尖抵肩，肘尖盡處，胸部肋端是穴 斜刺、平刺，注意避免損傷肺臟	腹脹，腹痛，腹瀉，腸鳴，嘔吐，黃疸，痞塊，肝炎，肝脾大；水腫，腹水；肋間神經痛
期門 LR14	在胸部，乳頭直下，第六肋間，前正中線旁開4寸 斜刺、平刺，注意避免損傷肺臟	胸脅疼痛；腹脹，腹滿，食欲不振，胃神經官能症，嘔吐，呃逆，腹瀉，黃疸，肝炎，肝硬化，肝脾大，大腹水腫，膽囊炎，膽石症；胸膜炎 《通玄指要賦》：期門罷胸滿血臌而可已

督脈與腧穴圖

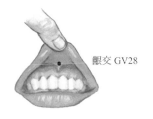

齦交 GV28

督脈特點

體表循行：會陰部、背部、項部、後頭部、頂部後正中線，頭面部前正中線。

走向：由會陰走頭。

腧穴：一名一穴共 28 穴，始於長強 GV1，止於齦交 GV28。

主治重點：急症、熱症、泌尿生殖系統疾病、神志病、脾胃病、運動系統疾病。

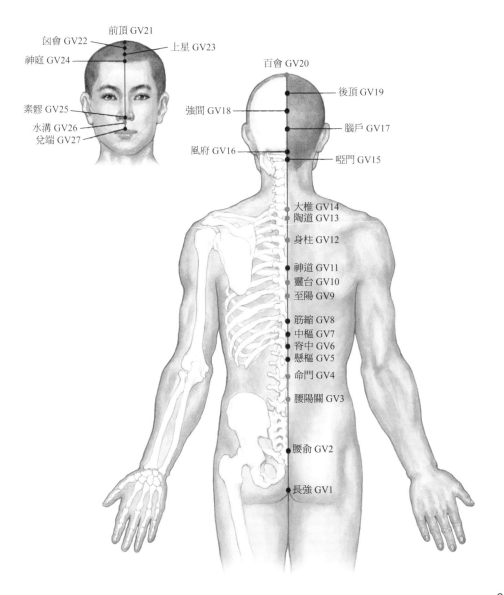

前頂 GV21
囟會 GV22
上星 GV23
神庭 GV24
素髎 GV25
水溝 GV26
兌端 GV27

百會 GV20
後頂 GV19
強間 GV18
腦戶 GV17
風府 GV16
啞門 GV15
大椎 GV14
陶道 GV13
身柱 GV12
神道 GV11
靈台 GV10
至陽 GV9
筋縮 GV8
中樞 GV7
脊中 GV6
懸樞 GV5
命門 GV4
腰陽關 GV3
腰俞 GV2
長強 GV1

督脈　常用穴位

穴名	取穴	主治
腰陽關 GV3	在腰部，後正中線上，第四腰椎棘突下凹陷中	腰骶痛，坐骨神經痛，下肢癱瘓；遺精，陽痿，尿路感染；月經不調，盆腔炎
命門 GV4	在腰部，後正中線上，第二腰椎棘突下凹陷中	遺尿，尿頻，陽痿，遺精；月經不調，痛經，帶下；盆腔炎，腰脊強痛，閃腰扭傷，坐骨神經痛，下肢癱瘓；頭痛，耳鳴；瀉痢，痔血，脫肛，腎炎；身體虛弱。又為強壯穴
至陽 GV9	在背部，後正中線上，第七胸椎棘突下凹陷中	胃脘痛，胃十二指腸潰瘍，肝炎，膽道感染與結石，黃疸；脊強，四肢重痛，肋間神經痛；咳喘，胸脅脹悶 《玉龍賦》：至陽卻疸，善治神疲
靈台 GV10	在背部，後正中線上，第六胸椎棘突下凹陷中	咳喘；胃脘痛；脊背痛，項強；疔瘡癰疽；膽道蛔蟲症 指針法：指壓靈台可止胃痛
身柱 GV12	在背部，後正中線上，第三胸椎棘突下凹陷中	身熱，脊背強痛；咳喘，百日咳；驚厥，癲癇，精神病
陶道 GV13	在背部，後正中線上，第一胸椎棘突下凹陷中	發熱，頭痛，感冒，項背強痛；瘧疾，喘咳；癲癇，精神病
大椎 GV14	在後頸部，後正中線上，第七頸椎棘突下凹陷中 經驗取穴：低頭屈頸，後正中線項部最高點稱隆椎（第七頸椎），其棘突下凹陷處	發熱，感冒，喘咳；頸椎病；癲癇，精神病，驚風，腦發育不全，腦炎後遺症；貧血

穴名	取穴	主治
百會 GV20	在頭頂部，前髮際正中直上 5 寸處 經驗取穴：兩耳尖直上連線的中點	頭痛，鼻塞，耳鳴，驚悸，失眠，健忘，昏厥；癔症，癲癇，精神病；中風虛脫，休克；高血壓，低血壓病；脫肛，子宮脫垂，胃下垂 《通玄指要賦》：越人治屍厥於維會，隨手而蘇
水溝 （人中） GV26	在面部，人中溝上 1/3 與下 2/3 交點處	虛脫，休克，低血壓，中暑，中風，昏迷，新生兒窒息；面肌痙攣；腰扭傷；癔症 《通玄指要賦》：人中除脊膂之強痛

任脈與腧穴圖

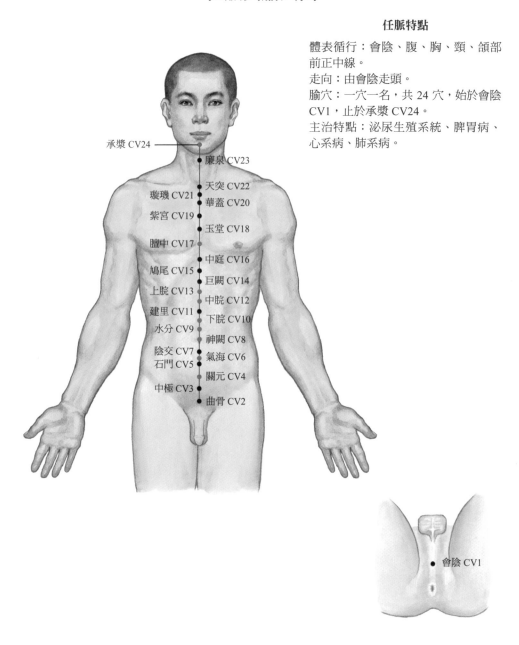

任脈特點

體表循行：會陰、腹、胸、頸、頷部前正中線。

走向：由會陰走頭。

腧穴：一穴一名，共 24 穴，始於會陰 CV1，止於承漿 CV24。

主治特點：泌尿生殖系統、脾胃病、心系病、肺系病。

承漿 CV24

廉泉 CV23

天突 CV22

璇璣 CV21
華蓋 CV20
紫宮 CV19
玉堂 CV18
膻中 CV17
中庭 CV16
鳩尾 CV15
巨闕 CV14
上脘 CV13
中脘 CV12
建里 CV11
下脘 CV10
水分 CV9
神闕 CV8
陰交 CV7
氣海 CV6
石門 CV5
關元 CV4
中極 CV3
曲骨 CV2

會陰 CV1

任脈　常用穴位

穴名	取穴	主治
關元 CV4	在下腹部，前正中線上，臍中下 3 寸	昏迷，虛脫；遺精，早洩，陽痿，遺尿，尿路感染；月經不調，痛經，閉經，崩漏，帶下，陰癢，不孕症；少腹痛，腹瀉，疝氣，脫肛 《席弘賦》：小便不禁關元好
氣海 CV6	在下腹部，前正中線上，臍中下 1.5寸	腹痛，腹瀉，腸麻痺，胃下垂，噎膈；虛脫，哮喘；月經不調，痛經，崩漏，帶下，不孕症，產後惡露不盡，子宮脫垂；遺精陽痿，遺尿，小便不利，尿路感染，淋疾；脫肛，疝氣，尿崩症；神經衰弱 《席弘賦》：噎不住時氣海灸；氣海專能治五淋
神闕 （臍中） CV8	在中腹部，前正中線上，臍中央 禁針，用灸	虛脫，休克；腹痛，腹脹，腹瀉，便秘，脫肛，下痢，腸粘連，大腹水腫
水分 CV9	在上腹部，前正中線上，臍中上 1 寸	腹痛，腹脹，腹瀉；大腹水腫，腎炎水腫 《席弘賦》：水腫水分兼氣海
下脘 CV10	在上腹部，前正中線上，臍中上 2 寸	胃痛，腹脹，腹瀉，呃逆，嘔吐，消化不良 《百症賦》：腹內腸鳴，下脘陷谷能平
中脘 CV12	在上腹部，前正中線上，臍中上 4 寸	胃痛，腹脹，腹瀉，噁心，嘔吐，吞酸，消化不良，下痢，胃十二指腸潰瘍，腸梗阻；吐血，下血；哮喘，神經衰弱 《玉龍賦》：上脘中脘，治九種之心痛

穴名	取穴	主治
上脘 CV13	在上腹部，前正中線上，臍中上5寸	胃痛，呃逆，消化不良，腹瀉；咳嗽，咯血；癲癇，心痛 《席弘賦》：嘔吐還須上脘療 《百症賦》：發狂奔走，上脘同起於神門
膻中 CV17	在胸部，前正中線上，平第四肋間，兩乳頭連線的中點	咳嗽，哮喘，胸痛，肋間神經痛；乳汁不足，乳腺炎；心痛，噎膈 《百症賦》：膈疼飲蓄難禁，膻中巨闕便針
承漿 CV24	在面部，前正中線上，頦唇溝正中凹陷處	面癱，面腫，流涎，口舌生瘡，齒痛，牙周炎；失語，癲癇，癔症 《百症賦》：承漿瀉牙痛而即移

【附錄】
穴道筆畫索引

簡明人體經絡與常用穴位圖冊（暢銷經典版）

編　　著　靳士英、靳樸、劉淑婷
繪　　圖　張彤雲、尹易、王洋、李建永
特 約 編 輯　陳錦輝

總　編　輯　王秀婷
主　　編　洪淑暖

發　行　人　涂玉雲
出　　版　積木文化
　　　　　104 台北市民生東路二段 141 號 5 樓
　　　　　電話：(02)2500-7696　傳真：(02)2500-1953
　　　　　官方部落格：www.cubepress.com.tw
　　　　　讀者服務信箱：service_cube@hmg.com.tw
發　　行　英屬蓋曼群島商家庭傳媒股份有限公司城邦分公司
　　　　　台北市民生東路二段 141 號 5 樓
　　　　　讀者服務專線：(02)25007718-9
　　　　　24 小時傳真專線：(02) 25001990-1
　　　　　服務時間：週一至週五 09:30-12:00、13:30-17:00
　　　　　郵撥：19863813　戶名：書蟲股份有限公司
　　　　　網站：城邦讀書花園　網址：www.cite.com.tw
香港發行所　城邦（香港）出版集團有限公司
　　　　　香港灣仔駱克道 193 號東超商業中心 1 樓
　　　　　電話：+852-25086231　傳真：+852-25789337
　　　　　電子信箱：hkcite@biznetvigator.com
馬新發行所　城邦（馬新）出版集團 Cite (M) Sdn Bhd
　　　　　41, Jalan Radin Anum, Bandar Baru Sri Petaling,
　　　　　57000 Kuala Lumpur, Malaysia.
　　　　　電話：(603) 90563833　傳真：(603) 90576622
　　　　　電子信箱：services@cite.my

設　　計　阿母河工作室
製 版 印 刷　韋懋實業有限公司
二 版 二 刷　2023 年 6 月 16 日

城邦讀書花園
www.cite.com.tw

ISBN：978-986-459-464-1

售價：250 元

Printed in Taiwan.

人体经络与常用穴位图册，ISBN：978-7-117-19849-3，版权©人民卫生出版社有限公司，靳士英等（编）張彤云等（绘）
人體經絡與常用穴位圖冊，ISBN：978-7-117-19849-3，版權©人民衛生出版社有限公司，靳士英等（編）張彤云等（繪）

【電子版】
ISBN：978-986-459-478-8（EPUB）